Clara Auenberg

DAS ERNÄHRUNGSWIRRWARR AUFLÖSEN

DAS ERNÄHRUNGSWIRRWARR AUFLÖSEN

FRISCHE GEDANKEN FÜR EINE NATÜRLICHE ERNÄHRUNG

Clara Auenberg

Bibliografische Information der Deutschen Nationalbibliothek: Die Deutsche Nationalbibliothek verzeichnet diese Publikation in der Deutschen Nationalbibliografie;
detaillierte bibliografische Daten sind im Internet über http://dnb.dnb.de abrufbar.

Verlag: BoD · Books on Demand GmbH, Überseering 33, 22297 Hamburg,
bod@bod.de

Druck: Libri Plureos GmbH, Friedensallee 273, 22763 Hamburg

ISBN: 978-3-7693-1897-5

INHALTSVERZEICHNIS

VORWORT

D ieses Buch dient ausschließlich zur Information und Inspiration. Es stellt keine medizinische Beratung dar und ersetzt weder eine ärztliche Untersuchung noch eine professionelle Ernährungsberatung.

Wichtiger Hinweis:

- Der Autor gibt weder direkt noch indirekt medizinische Ratschläge, stellt keine Diagnosen und verschreibt keine Medikamente.

- Die hier enthaltenen Informationen sollen keine Krankheiten behandeln, heilen oder verhindern.

- Ernährung ist ein viel diskutiertes Thema, und selbst Experten haben oft unterschiedliche Meinungen.

Worum geht es in diesem Buch?

- Es geht darum, Wissen zu teilen, Denkanstöße zu geben und den Leser dazu anzuregen, sich mit seiner eigenen Gesundheit und Ernährung auseinanderzusetzen.

- Jeder Mensch ist einzigartig – was für den einen funktioniert, muss nicht für den anderen passen.

- Wenn Sie Veränderungen in Ihrer Ernährung vornehmen möchten, tun Sie dies eigenverantwortlich.

- Bei gesundheitlichen Beschwerden oder Unsicherheiten konsultieren Sie bitte einen Arzt oder einen qualifizierten Ernährungsberater.

Haftungsausschluss:

- Die Anwendung der in diesem Buch enthaltenen Informationen erfolgt auf eigene Verantwortung.

- Der Autor und Herausgeber übernehmen keine Haftung für eventuelle gesundheitliche oder sonstige Folgen, die aus der Nutzung der hier dargestellten Inhalte entstehen könnten.

Letztendlich entscheidet jeder für sich selbst – dieses Buch soll lediglich Impulse geben, um bewusster mit Ernährung umzugehen.

EINLEITUNG

Oh je, eine Einleitung. Muss man die wirklich lesen? Ganz ehrlich – zuerst wollte ich gar keine schreiben. Ich wollte direkt zur Sache kommen, ohne große Vorrede. Doch nach langem Überlegen wurde mir klar: Meine Erfahrungen mit dem Thema Ernährung gleichen denen vieler Menschen. Deshalb fange ich genau hier an.

Meine ersten Jahre ohne Ernährungsbewusstsein

In meiner frühen Jugend kümmerte ich mich nicht um Ernährung. Warum auch? Meine einfache Denkweise war: Ich esse, was ich will, und der Körper nimmt sich, was er braucht. Der Rest kommt wieder raus. So einfach – dachte ich. Doch dann änderte sich alles.

Die ersten Begegnungen mit Ernährung im Sport

Als ich mit dem Sport begann, wurde Ernährung plötzlich ein Thema. Mein Trainer machte mir klar: Kein Zucker. Kein Fett. Viel mageres Fleisch, Vollkornprodukte, Milchshakes und Quark. Das war damals der gängige Ansatz. Also hielt ich mich daran. Ich verschlang Fitness-Zeitschriften, tauschte mich mit anderen Sportlern aus und probierte alles, was gerade angesagt war: Aminosäuren, Omega-3-Fettsäuren, Soja als Superfood – und viele weitere Trends. Und was soll ich sagen? Es funktionierte. Meine Muskeln wuchsen. Mein Körperfett sank.

Doch es gab ein Problem: Ich fühlte mich nicht gut. Trotz meiner durchgeplanten Ernährung hatte ich ständig Magenprobleme. Mehrmals im Jahr war ich erkältet, und eine dieser Erkältungen zog sich oft wochenlang hin. Das frustrierte mich. Ich machte doch alles „richtig" – warum fühlte ich mich nicht gesund?

Der Wendepunkt – Die Entdeckung einer neuen Sichtweise

Eines Tages saß ich an meinem Computer und suchte nach Antworten. Gab es eine Möglichkeit, meine Ernährung zu optimieren, um wirklich gesund zu sein? Ich recherchierte, las unzählige Artikel und stieß schließlich auf die Website von Dr. Johann Georg Schnitzer. (leider ist er am 3. Dezember 2023 verstorben). Seine Sichtweise auf Ernährung stellte meine bisherigen Überzeugungen völlig auf den Kopf. Von diesem Moment an begann meine eigene Forschungsreise. Ich las Bücher, studierte Artikel, besuchte Messen und tauschte mich mit anderen aus. Ich testete verschiedene Ernährungsweisen und beobachtete, wie mein Körper darauf reagierte. Und so entwickelte sich meine heutige Sichtweise auf Ernährung.

Genau darüber schreibe ich in diesem Buch. Ich möchte nicht einfach nur Theorien weitergeben. Ich teile meine persönlichen Erfahrungen. Ich hinterfrage wissenschaftliche Erkenntnisse. Ich rege dazu an, selbst zu denken und auszuprobieren. Denn am Ende gibt es nicht die eine perfekte Ernährung für alle – aber es gibt Prinzipien, die unserem Körper besser tun als andere.

Bevor wir uns ins eigentliche Thema stürzen, gibt es zwei Dinge, die ich vorab ansprechen möchte: Ein Flugzeug des Typen Cessna 150 und unsere lieben Tiere. Was das mit Ernährung zu tun hat? Lies weiter – du wirst überrascht sein.

Teil 1:
DAS GRUNDWISSEN

EINE CESSNA 150

as hat ein Flugzeug mit Ernährung zu tun?

Keine Sorge, du hast dich nicht verirrt – dies ist immer noch ein Buch über Ernährung. Aber warum lese ich hier über ein Flugzeug?

Das mag auf den ersten Blick seltsam erscheinen. Doch es gibt eine unglaubliche Geschichte, die genau hierher passt.

Der Mann, der eine Cessna 150 gegessen hat

Michel Lotito, geboren 1950 in Grenoble, war kein gewöhnlicher Mensch. Er wurde weltberühmt, weil er Dinge aß, die niemand sonst für essbar hielt. Und das ist keine Übertreibung!

- Er verzehrte Fahrräder.

- Er verschlang Fernseher.

- Und er aß tatsächlich eine komplette Cessna 150!

Wenn du es nicht glaubst – recherchiere es selbst. Diese unglaubliche Leistung brachte ihn ins Guinness-Buch der Rekorde.

Aber warum erzähle ich dir das?

Wenn wir in den Supermarkt gehen, lassen wir uns von der riesigen Auswahl an Lebensmitteln beeindrucken.

- Hier eine Suppe in Tüten.

- Dort ein Brötchen zum Aufbacken.

- Wurst im Glas.

- Nudeln aus der Dose.

Alles sieht appetitlich aus, ist bunt verpackt und verspricht einfachen Genuss. Doch ist das wirklich die Ernährung, die wir brauchen?

Viele dieser verarbeiteten Lebensmittel enthalten Inhaltsstoffe, die unser Körper nicht kennt.

Was ist wirklich für unseren Körper gemacht?

Natürlich weiß jeder, dass eine Flasche Schnaps oder eine Tafel Schokolade nicht gerade gesund sind. Doch was ist mit den Lebensmitteln, die wir für „normal" halten?

- Industriebrot mit Konservierungsstoffen

- Joghurt mit künstlichen Aromen und Zucker

- Fertignudeln mit chemischen Stabilisatoren

Wo liegt die Grenze zwischen Nahrung und einem „konsumierbaren Produkt"?

Und genau diese Fragen werden wir in diesem Buch klären.

Lies weiter – du wirst überrascht sein, was du über unsere Nahrung erfährst.

MENSCH UND TIER

Wer schon einmal an einem Kleintierzüchterverein vorbeigekommen ist, kennt sie vielleicht: Die Schilder, die darum bitten, die Tiere nicht zu füttern.

Bitte die Tiere nicht füttern!

Solche Hinweise finden wir auch an öffentlichen Seen mit Enten und Schwänen oder in Zoos vor den Gehegen von Wildtieren.

Aber warum?

Weil Tiere nicht einfach irgendetwas fressen sollen – sondern genau das, was für sie bestimmt ist.

Artgerechte Ernährung bedeutet, dass jedes Lebewesen genau die Nahrung bekommt, die zu seinem Körper passt.

Wenn Tiere falsch ernährt werden – ein absurdes Bild

Stell dir folgende typische Szenen vor:

- Ein Hund liegt zufrieden mit einem Knochen zwischen den Pfoten.
- Ein Kaninchen knabbert an einer knackigen Möhre.
- Ein Seelöwe fängt einen Fisch und schlingt ihn herunter.

Alles fühlt sich natürlich und richtig an.

Doch jetzt stell dir folgende Szene vor:

- Der Hund bekommt eine Currywurst.

- Das Kaninchen knabbert an einem Schokokeks.

- Der Seelöwe kaut auf einem Fischburger.

Irgendwie fühlt sich das seltsam an, oder?

Unser Instinkt sagt uns sofort: Das passt nicht. Das ist nicht richtig.

Wir wissen intuitiv, was ein Hund, ein Kaninchen oder ein Seelöwe fressen sollte.

Aber warum stellen wir uns diese Frage bei uns selbst nicht?

Jetzt kommt die entscheidende Frage: Was ist artgerechte Ernährung für uns Menschen?

- Was ist unsere natürliche Nahrung?

- Sind wir Fleischfresser wie ein Löwe? Pflanzenfresser wie ein Kaninchen? Oder Allesfresser wie ein Wildschwein?

- Warum essen wir Dinge, die in der Natur nie vorkommen würden?

Unser Körper ist ein ausgeklügeltes System, das genau weiß, was ihm guttut. Doch unsere moderne Ernährungsweise hat uns den Instinkt genommen.

Und genau darum geht es in diesem Buch:

- Was war die ursprüngliche Ernährung des Menschen?

- Was tut unserem Körper gut?

- Welche Lebensmittel sind für uns so „fremd", dass sie uns eher schaden als nutzen?

Lies weiter – und finde heraus, was für uns wirklich artgerecht ist.

Ein schönes Lächeln: Unsere Zähne

Hast du dich jemals gefragt, warum so viele Menschen heutzutage Probleme mit ihren Zähnen haben? Schon kleine Kinder leiden unter Karies, Erwachsene kämpfen mit Zahnfleischentzündungen, und viele Senioren müssen sich frühzeitig mit Zahnersatz arrangieren. Ist das normal?

Hat Mutter Natur etwa einen Fehler gemacht und uns mit Zähnen ausgestattet, die nicht für ein langes Leben taugen? Oder liegt das Problem vielleicht ganz woanders – nämlich bei dem, was wir essen?

Die Entdeckung eines Zahnarztes aus dem Schwarzwald

Dr. Johann Georg Schnitzer, ein Zahnarzt aus dem Schwarzwald, stellte genau diese Fragen. Während seiner jahrzehntelangen Praxis fiel ihm auf, dass viele seiner Patienten bereits in jungen Jahren schlechte Zähne hatten. Selbst kleine Kinder waren betroffen. Doch warum?

War der menschliche Zahn tatsächlich so schlecht konstruiert, dass er unserer heutigen Ernährung nicht standhalten konnte? Oder war es unsere Ernährung, die nicht zu unseren Zähnen passte?

Als Zahnarzt war es für Dr. Schnitzer naheliegend, dieser Frage auf den Grund zu gehen. Er führte eine detaillierte Gebissanalyse durch, um herauszufinden, wofür unsere Zähne eigentlich gemacht sind.

Sind wir wirklich „Allesfresser"?

Viele Menschen glauben, dass wir, ähnlich wie Wildschweine, „Allesfresser" sind. Doch stimmt das wirklich?

- Sind wir Fleischfresser wie ein Wolf? Unsere Zähne sind weder spitz noch darauf ausgelegt, rohes Fleisch zu reißen und zu zerbeißen.

- Sind wir Grasfresser wie eine Kuh? Kühe haben vier Mägen und spezielle Zähne, um Gras effizient zu zerkleinern – etwas, das unser Verdauungssystem nicht leisten kann.

- Sind wir wirklich für alles gemacht? Wildschweine fressen fast alles – von Wurzeln über Insekten bis hin zu Aas. Doch ihre Zähne und ihr Verdauungssystem sind ganz anders aufgebaut als unsere.

Nach seiner Analyse kam Dr. Schnitzer zu einer überraschenden, aber logischen Erkenntnis:

Der Mensch ist ein Fruchtesser

Doch was bedeutet das genau?

Wenn wir „Fruchtesser" hören, denken viele sofort an Obst. Doch in Wirklichkeit umfasst dieser Begriff viel mehr als nur Äpfel und Bananen. In der Natur und in der Landwirtschaft gibt es zahlreiche Früchte – und das bedeutet nicht nur süßes Obst, sondern alles, was als essbare Pflanze oder Samenfrucht wächst.

Dr. Schnitzer erkannte, dass unser Gebiss und unsere Verdauung perfekt an diese Art von Nahrung angepasst sind. Zu den idealen Lebensmitteln für den Menschen gehören laut seiner Analyse:

- Obst: Kirschen, Äpfel, Birnen, Aprikosen, Brombeeren

- Gemüse: Karotten, Kohlrabi, Tomaten, Gurken, Rhabarber

- Nüsse und Samen: Walnüsse, Haselnüsse, Sonnenblumenkerne

- Hülsenfrüchte: Erbsen, Bohnen, Linsen

- Kräuter: Petersilie, Koriander, Basilikum

All diese Lebensmittel sind leicht mit den Händen zu greifen, zu schälen oder zu knacken – genau so, wie es unsere Vorfahren getan haben.

Unser Körper ist darauf ausgerichtet.

Ich kann dieser Theorie viel abgewinnen. Denn wenn ich mir anschaue, wozu mein eigener Körper in der Lage ist, fällt mir auf:

- Ich kann auf einen Baum klettern, um mir Äpfel zu pflücken.

- Ich kann mir fünf Kirschen in den Mund stecken, ohne dabei auf die Kerne zu beißen, weil meine Zunge, mein Kiefer und meine Zähne dies geschickt sortieren können.

- Ich kann mit meinen Fingern eine Apfelsine schälen oder mit meinen Handballen eine Walnuss knacken.

All das sind Hinweise darauf, dass unser Körper für genau diese Art von Nahrung ausgelegt ist. Wie hätten wir sonst überlebt?

Doch wenn wir einen Moment innehalten und uns vorstellen, wie andere Tiere an ihre Nahrung kommen, wird schnell klar:

- Ich könnte nicht ins Meer springen und einen Fisch jagen, so wie ein Seelöwe.

- Ich könnte keine Knochen nagen wie ein Hund.

- Ich könnte kein Reh fangen und mit bloßen Zähnen zerreißen wie ein Wolf.

Klar, mit Waffen und Werkzeugen wäre all das möglich – aber unser Körper allein ist nicht dafür geschaffen.

Die Schnitzer-Intensivkost – Ein Experiment mit über 4.700 Teilnehmern

Doch Dr. Schnitzer blieb nicht nur bei der Theorie. Auf Grundlage seiner Erkenntnisse entwickelte er einen speziellen 14-tägigen Ernährungsplan, die sogenannte Schnitzer-Intensivkost.

Das Spannende daran: 4.702 Teilnehmer haben sich mehrere Wochen lang nach diesem Plan ernährt. Die 14 Tage wurden immer wieder wiederholt, und die Teilnehmer berichteten von bemerkenswerten positiven Veränderungen am ganzen Körper.

Falls du selbst mehr über dieses Experiment lesen möchtest, kannst du die persönlichen Erfahrungsberichte auf seiner Website nachlesen.

Auf den ersten Blick könnte man meinen, dass mit dieser Erkenntnis schon alles gesagt wurde. Wir wissen nun, wofür unser Gebiss gemacht ist und welche Nahrung am besten zu uns passt.

Aber ist es wirklich so einfach?

Natürlich nicht!

Dies ist erst der Anfang unserer Reise. Denn nur zu wissen, was gesund ist, reicht nicht aus – wir müssen auch verstehen, was uns schadet.

Deshalb werden wir in den nächsten Kapiteln die allermeisten Lebensmittel und Ernährungsmythen unter die Lupe nehmen und sie rational analysieren.

- Ist Fleisch wirklich so gesund, wie viele glauben?
- Welche Rolle spielt Getreide in unserer Ernährung?
- Ist Milch wirklich so gut für uns, oder gibt es da einen Haken?

All diese Fragen werden wir Schritt für Schritt durchgehen. Und vielleicht wirst du am Ende dieses Buches deine Ernährung mit ganz anderen Augen sehen.

Also, legen wir los!

SIND WIR FLEISCHFRESSER?

Die Frage, ob der Mensch von Natur aus ein Fleischfresser ist oder nicht, beschäftigt Wissenschaftler, Ernährungsberater und Philosophen seit Jahrzehnten. Doch anstatt uns in Theorien zu verlieren, machen wir ein kleines Gedankenexperiment.

Stell dir vor:

Du gehst an einem kalten Dezemberabend allein durch den Wald. Es ist dunkel, nur das Knacken der Äste unter deinen Füßen ist zu hören. Plötzlich raschelt es hinter dir im Gebüsch. Ein Tier nähert sich. Vielleicht ein Wolf, ein Wildschwein oder ein Reh?

Läuft dir jetzt das Wasser im Mund zusammen? Spürst du einen unbändigen Drang, dich auf das Tier zu stürzen, es mit deinen Zähnen zu packen und zu zerreißen? Oder erstarrst du vor Schreck und bekommst Gänsehaut?

Die meisten Menschen würden sich erschrecken. Unser Instinkt ist nicht der eines Jägers – er ist der eines Fluchttiers.

Der Mensch hat keinen Jagdinstinkt

Ein natürlicher Fleischfresser, wie ein Löwe oder ein Wolf, hat einen klar ausgeprägten Jagdtrieb. Er riecht ein Beutetier und wird erregt. Sein Körper schaltet automatisch auf Angriff, und sein gesamter Organismus bereitet sich darauf vor, das Tier zu reißen.

Und wir?

Die meisten Menschen sind von Natur aus nicht darauf programmiert, Tiere zu töten. Wir haben eine Tötungshemmung – wir müssen erst lernen, ein Tier zu schlachten, und selbst dann fällt es vielen schwer. Die meisten Menschen streicheln lieber ein Meerschweinchen, als es zu töten.

Außerdem ekeln wir uns vor toten Tieren. Stell dir vor, du stehst vor einem offenen Kadaver mit herausquellendem Gedärm. Würdest du dort mit Freude hineinbeißen? Oder greifst du lieber zu einem frischen Apfel?

Die meisten Menschen empfinden den Anblick von rohem Fleisch mit Blut und Organen als abstoßend. Das allein ist ein starkes Indiz dafür, dass wir keine Fleischfresser sind.

Der Vergleich mit echten Fleischfressern

Schauen wir uns einmal die körperlichen Unterschiede zwischen Fleischfressern und Menschen an.

Fleischfresser wie Löwen, Wölfe oder Tiger:

- Lange, spitze Zähne, um Fleisch zu zerreißen
- Keine Backentaschen, da sie ihr Futter nicht kauen, sondern direkt herunterschlingen
- Rauhe Zunge, um Fleischreste von Knochen zu lecken
- Kurzer, glatter Darm, damit das Fleisch schnell verdaut wird und keine Fäulnisbakterien entstehen
- Sehr saurer Magensaft, um Knochen und Fleischstücke problemlos aufzulösen
- Urease-Enzym in der Leber, um Harnsäure effizient abzubauen

Der Mensch:

- Abgeflachte Zähne, speziell geformte Backenzähne zum Mahlen von Pflanzen

- Weiche Zunge, um Nahrung von einer Seite zur anderen zu bewegen

- Lange Verdauung mit Darmzotten, um Nährstoffe aus Pflanzen effizient aufzunehmen

- Kein Urease-Enzym, weshalb Harnsäure aus Fleisch im Körper verbleibt

- Alkalischer pH-Wert im Speichel, ideal für pflanzliche Nahrung

Unser Körper ist in vielerlei Hinsicht eher für pflanzliche Kost optimiert als für den Verzehr großer Mengen Fleisch.

Was passiert, wenn wir zu viel Fleisch essen?

Viele Menschen glauben, dass Fleisch ein essenzieller Bestandteil unserer Ernährung ist, weil es wichtige Nährstoffe wie Aminosäuren, Eisen, Zink und Vitamin B12 enthält. Doch dabei wird oft vergessen, dass unser Körper mit dem übermäßigen Konsum von Fleisch nicht gut umgehen kann.

Verdauung dauert zu lange: Da unser Darm nicht für Fleisch ausgelegt ist, verweilt es zu lange im Verdauungstrakt. Es kann nicht schnell genug verarbeitet werden, sodass sich Fäulnisbakterien bilden.

Harnsäure und Cholesterin belasten den Körper: Der menschliche Körper kann Harnsäure nicht effizient abbauen. Das kann zu Gicht, Nierensteinen und Gelenkproblemen führen.

Erhöhte Säurebelastung: Fleischkonsum trägt zur Übersäuerung des Körpers bei, was langfristig Krankheiten wie Osteoporose oder Arterienverkalkung begünstigen kann.

Fleisch ist kein idealer Proteinlieferant: Viele glauben, dass wir Fleisch brauchen, um unseren Eiweißbedarf zu decken. Doch Tiere wie Elefanten, Gorillas und Pferde – die kräftigste Muskulatur in der Tierwelt – ernähren sich fast ausschließlich pflanzlich.

Fleisch in der modernen Ernährung – Ein verzerrtes Bild

Ein weiteres Problem: Das Fleisch, das wir heute essen, ist nicht mehr das Fleisch, das unsere Vorfahren gegessen haben.

Massenproduktion: Tiere aus der Massentierhaltung bekommen Antibiotika, Hormone und Kraftfutter – und wir nehmen all das mit dem Fleisch auf.

Stark verarbeitet: Fleisch wird gekocht, gebraten, gegrillt oder frittiert – und dabei gehen viele Nährstoffe verloren.

Fehlende Begleitstoffe: Fleisch enthält keine Ballaststoffe, keine sekundären Pflanzenstoffe und kaum Antioxidantien – alles essenzielle Stoffe für eine gesunde Verdauung.

Es gibt zahlreiche pflanzliche Alternativen, die Aminosäuren, Eisen, Zink und Vitamin B12 liefern:

- Blattgemüse (z. B. Spinat, Grünkohl, Mangold)
- Avocados, Oliven und Kokosnüsse liefern gesunde Fette
- Nüsse und Hülsenfrüchte (z. B. Linsen, Kichererbsen, Walnüsse) enthalten pflanzliches Eiweiß
- Früchte versorgen uns mit Vitaminen und Mineralstoffen

Was Tiere uns über Ernährung lehren können

Wenn du dir die Natur ansiehst, fällt etwas Interessantes auf:

- Raubtiere wie Löwen und Tiger schlafen bis zu 20 Stunden am Tag, um ihr Fleisch zu verdauen.

- Pflanzenfresser wie Elefanten, Giraffen und Gorillas sind den ganzen Tag aktiv – und das, obwohl sie sich nur von Pflanzen ernähren.

- Tiere mit der höchsten Lebenserwartung – Schildkröten und Papageien – sind Pflanzenfresser.

Ein interessanter Vergleich: Gorillas wiegen bis zu 200 Kilogramm, bestehen fast nur aus Muskeln und ernähren sich von Blättern.

Fazit: Weniger Fleisch – eine kluge Entscheidung

Das bedeutet nicht, dass jeder sofort zum Vegetarier oder Veganer werden muss. Doch es ist sinnvoll, den Fleischkonsum zu überdenken und gegebenenfalls zu reduzieren.

Wenn wir weniger Fleisch essen und stattdessen mehr frische, unverarbeitete Lebensmittel zu uns nehmen, tun wir unserem Körper etwas Gutes. Und selbst wenn man nicht komplett auf Fleisch verzichten möchte, kann eine bewusste Entscheidung für hochwertiges, unverarbeitetes Fleisch in kleinen Mengen einen großen Unterschied machen.

Denn letztendlich geht es nicht darum, sich Dogmen zu unterwerfen – sondern darum, das Beste für unseren Körper zu tun.

KUHMILCH – FÜR MENSCHEN ODER KÄLBER?

Das Thema Kuhmilch und ihre Rolle in der menschlichen Ernährung wird seit Jahren kontrovers diskutiert. Ein Blick auf die Natur zeigt jedoch eine einfache Wahrheit:

Kühe trinken keine Kuhmilch.

Dieser Satz verdeutlicht, dass Kuhmilch ursprünglich nur für Kälber bestimmt ist – so wie Muttermilch für Menschenbabys vorgesehen ist. Dennoch konsumieren viele Menschen auch im Erwachsenenalter regelmäßig Kuhmilch und deren Produkte. Ist das natürlich – oder eher eine kulturelle Gewohnheit?

Die Zusammensetzung von Kuhmilch und Muttermilch im Vergleich

Kuhmilch und Muttermilch mögen auf den ersten Blick ähnlich erscheinen – beide sind weiße Flüssigkeiten und enthalten eine Mischung aus Wasser, Proteinen, Fetten und Mineralstoffen. Doch die genaue Zusammensetzung zeigt, dass es sich um zwei grundlegend verschiedene Nahrungsmittel handelt, die für jeweils unterschiedliche Bedürfnisse optimiert sind. Es folgen einige Beispiele.

Kalziumgehalt:

Kuhmilch enthält etwa 120 mg Kalzium pro 100 ml, während Muttermilch nur rund 30 mg Kalzium pro 100 ml enthält.

Kälber müssen schnell wachsen und ein starkes Knochengerüst aufbauen, daher ist der Kalziumgehalt in Kuhmilch etwa viermal so hoch wie in Muttermilch.

Beim Menschen verläuft das körperliche Wachstum hingegen langsamer, weshalb weniger Kalzium über die Milch aufgenommen werden muss.

Laktosegehalt:

Muttermilch enthält etwa 7 g Laktose pro 100 ml, während Kuhmilch nur 4,8 g Laktose pro 100 ml enthält.

Der höhere Laktosegehalt in Muttermilch ist entscheidend für die Gehirnentwicklung von Säuglingen, da Laktose eine wichtige Energiequelle für das Nervensystem darstellt.

Kälber benötigen keine so ausgeprägte Gehirnentwicklung wie Menschen, daher ist der Laktosegehalt in Kuhmilch geringer.

Eiweiß und Verdauung:

Kuhmilch enthält mehr Kasein, ein Protein, das für das Wachstum eines Kalbs wichtig ist.

Dieses Kasein gerinnt im menschlichen Magen zu einer zähen Masse und ist schwerer verdaulich als das Eiweiß in Muttermilch.

Besonders bei Menschen mit empfindlichem Verdauungssystem oder Milchunverträglichkeiten kann dies zu Problemen führen.

Ist Kuhmilch eine ideale Kalziumquelle für den Menschen?

Milchprodukte werden häufig als optimale Kalziumquelle beworben, insbesondere zur Vorbeugung von Osteoporose. Doch trotz des hohen Milchkonsums in westlichen Ländern ist Osteoporose weit verbreitet.

Dies könnte unter anderem an folgenden Faktoren liegen:

Hoher Phosphorgehalt: Kuhmilch enthält fast doppelt so viel Phosphor wie Muttermilch, was die Kalziumaufnahme hemmen kann.

Übersäuerung des Körpers: Einige Theorien besagen, dass Milchprodukte zu einer Übersäuerung des Körpers führen, wodurch Kalzium aus den Knochen freigesetzt wird, um den Säuregehalt zu neutralisieren. Diese Annahme ist jedoch wissenschaftlich umstritten.

Fehlende Begleitstoffe für optimale Verwertung: Für eine effektive Kalziumaufnahme benötigt der Körper ausreichend Vitamin D, Magnesium und Vitamin C – diese Stoffe sind in Kuhmilch nur begrenzt vorhanden.

Gibt es bessere Kalziumquellen als Kuhmilch?

Woher bekommt die Kuh ihr Kalzium, das später in der Milch landet? Aus der Nahrung, die sie frisst – vor allem Gras.

Für den Menschen gibt es ebenfalls zahlreiche pflanzliche Kalziumquellen:

- Grünes Blattgemüse (z. B. Grünkohl, Brokkoli, Spinat)
- Nüsse und Samen (z. B. Mandeln, Sesam, Chia-Samen)
- Hülsenfrüchte

Diese Lebensmittel liefern nicht nur Kalzium, sondern auch die benötigten Begleitstoffe für eine optimale Verwertung.

Fazit: Brauchen wir Kuhmilch?

Kuhmilch ist perfekt an die Bedürfnisse von Kälbern angepasst – nicht an die von Menschen. Während sie zweifellos viele Nährstoffe enthält, ist sie für den menschlichen Organismus nicht zwingend erforderlich.

Menschenbabys sind auf Muttermilch angewiesen, die optimal auf ihre Entwicklung abgestimmt ist. Nach der Stillzeit gibt es keine biologische Notwendigkeit mehr für den Konsum von Milch.

Ob jemand Milchprodukte in seine Ernährung einbaut oder darauf verzichtet, bleibt eine individuelle Entscheidung. Wer jedoch Kalzium benötigt, findet in der pflanzlichen Ernährung reichlich gesündere Alternativen.

GETREIDE

Schau dir einmal eine Handvoll rohes Getreide an.

Könntest du es einfach so essen? Nein.

Getreidekörner sind hart, trocken und schwer verdaulich. Ohne Verarbeitung könnten wir sie kaum nutzen.

Vögel haben dafür eine andere Anatomie:

- Sie besitzen einen Schnabel, mit dem sie Körner aufpicken können.

- Ihr Kropf hilft ihnen, das Getreide einzuweichen.

- Ihr Verdauungssystem ist auf stärkehaltige Samen spezialisiert.

Und wir Menschen?

- Unsere Zähne sind nicht für Körner ausgelegt.

- Unser Speichel enthält kaum Ptyalin, das zur Spaltung von Stärke nötig wäre.

- Unser Verdauungssystem kann rohes Getreide nicht gut verwerten.

Das zeigt: Getreide ist keine natürliche Nahrung für den Menschen.

Warum müssen wir Getreide überhaupt verarbeiten?

Stell dir vor, du stehst in der Natur – ohne Mühle, ohne Backofen.

Könntest du Getreide essen?

Um Getreide für uns genießbar zu machen, müssen wir:

1. Es züchten – denn Wildgetreide war früher kaum essbar.

2. Es mahlen – um es überhaupt kauen zu können.

3. Es backen oder kochen – weil unser Körper rohes Getreide nicht gut verdauen kann.

Das zeigt: Wir können Getreide nicht einfach von Natur aus essen – wir müssen es künstlich verarbeiten.

Und das ist ein wichtiger Punkt: Jedes Nahrungsmittel, das erst aufwendig verändert werden muss, bevor es für uns bekömmlich ist, gehört nicht zu unserer ursprünglichen Ernährung.

Gluten – Ein unterschätztes Problem?

Warum gibt es heute so viele glutenfreie Produkte?

Gluten ist ein Protein, das in Weizen, Gerste und Roggen vorkommt. Es sorgt dafür, dass Brot und Nudeln elastisch und stabil bleiben.

Doch immer mehr Menschen haben damit Probleme. Gluten kann die Darmwand reizen und Verdauungsprobleme verursachen. Symptome reichen von Blähungen und Müdigkeit bis hin zu schweren Entzündungen bei Zöliakie.

Warum?

Unsere Vorfahren haben nie so viel Gluten zu sich genommen wie heute. Getreide war früher kein Hauptbestandteil der Nahrung. Erst mit der Sesshaftigkeit und der industriellen Verarbeitung wurde es zum Grundnahrungsmittel.

Warum ist Getreide so lange haltbar?

Eine Besonderheit von Getreide ist seine extreme Haltbarkeit.

- Getreidekörner enthalten Enzyminhibitoren, die eine sogenannte Selbstverdauung verhindern.

- Erst wenn die Bedingungen stimmen – Wasser, Erde, Wärme – beginnen die Enzyme zu arbeiten und das Korn keimt.

- Dadurch kann Getreide monatelang oder sogar jahrelang gelagert werden, ohne zu verderben.

Doch genau das macht es für uns schwer verdaulich!

Unsere Verdauung ist nicht dafür ausgelegt, mit solchen blockierten Enzymen umzugehen. Ein Lebensmittel, das sich gegen seine eigene Verdauung schützt, kann für uns keine ideale Nahrung sein.

Die Folgen von zu viel Getreide in der Ernährung

Viele glauben, dass Brot, Nudeln und Müsli wichtige Grundnahrungsmittel sind. Doch was passiert in unserem Körper, wenn wir zu viel Getreide essen?

- Übersäuerung: Getreide ist säurebildend und kann zu Knochenabbau, Zahnerosion und Gelenkproblemenführen.

- Darmprobleme: Die schwer verdauliche Stärke kann Gärungsprozesse im Darm auslösen, die Blähungen und Entzündungen verursachen.

- Nährstoffräuber: Getreide enthält Phytinsäure, die die Aufnahme von wichtigen Mineralien wie Eisen, Kalzium und Magnesium blockiert.

- Blutzuckerprobleme: Weizenprodukte lassen den Blutzucker schnell ansteigen, was langfristig zu Übergewicht und Insulinresistenz führen kann.

Gibt es gesündere Alternativen?

Ja! Es gibt viele pflanzliche Alternativen, die nährstoffreicher und leichter verdaulich sind als Getreide:

- Quinoa, Hirse, Buchweizen – glutenfreie Pseudogetreide mit wertvollen Proteinen

- Nüsse und Samen – gesunde Energiequellen mit vielen Mikronährstoffen

- Gemüse – liefert Ballaststoffe ohne die negativen Effekte von Getreide

- Süßkartoffeln und Wurzelgemüse – sättigende, nährstoffreiche Alternativen

Fazit: Ist Getreide wirklich für uns gemacht?

Wenn wir Getreide nicht roh essen können und es erst stark verarbeiten müssen, um es verdaulich zu machen – ist es dann wirklich unsere natürliche Nahrung?

Vergleiche es mit einer Orange:

- Eine Orange kannst du direkt vom Baum pflücken und essen.

- Ein Weizenkorn kannst du nicht einfach essen – du musst es erst verarbeiten.

Die Entscheidung liegt bei jedem selbst. Doch wenn du dich oft müde fühlst, Verdauungsprobleme hast oder mit Heißhunger kämpfst, könnte es sich lohnen, den Getreidekonsum einmal bewusst zu reduzieren.

ZUCKER

Zucker – Ein süßes Gift?

Zucker ist aus unserer modernen Ernährung nicht mehr wegzudenken. Er gilt nach wie vor als Grundnahrungsmittel und ist in fast jeder Küche zu finden. Vom morgendlichen Kaffee über Backwaren bis hin zu verarbeiteten Lebensmitteln – Zucker ist überall.

Doch genau das ist das Problem. Der Zuckerkonsum steigt stetig an, oft ohne dass wir es überhaupt bemerken.

Zucker ist überall – selbst dort, wo du ihn nicht erwartest

Die wenigsten Menschen sind sich bewusst, wie allgegenwärtig Zucker in unserer Nahrung ist. Er steckt nicht nur in Schokolade, Kuchen und Limonade, sondern auch in scheinbar harmlosen Lebensmitteln:

- Konserven: Selbst eine Dose Erbsen enthält zugesetzten Zucker.

- Brot und Backwaren: Viele Bäckereien verwenden Zucker, um den Teig geschmeidiger zu machen.

- Soßen und Fertiggerichte: Ketchup, Salatdressings und selbst herzhafte Snacks enthalten oft mehrere Gramm Zucker pro Portion.

- Getränke: Selbst „gesunde" Säfte und Smoothies enthalten oft mehr Zucker als eine Cola.

Versuche einmal, beim Einkaufen Produkte zu finden, die gar keinen Zucker enthalten. Es ist fast unmöglich. Die Industrie setzt Zucker gezielt ein, um den Geschmack zu verbessern und die Menschen an das süße Aroma zu gewöhnen.

Von der Zuckerrohrpflanze zur raffinierten Süße

Ursprünglich wurde Zucker aus Zuckerrohr gewonnen. Die Plantagenarbeiter auf den Zuckerrohrfeldern waren bekannt für ihre gesunden, weißen Zähne. Warum?

Weil sie den Zucker in seiner natürlichen Form zu sich nahmen – mit vielen Fasern und Flüssigkeit.

Doch wenn der Zucker extrahiert, raffiniert und konzentriert wird, verliert er alle Begleitstoffe. Übrig bleibt eine hochkonzentrierte, isolierte Substanz, die mit der ursprünglichen Pflanze kaum noch etwas zu tun hat.

Unser Körper kann mit dieser unnatürlich hohen Zuckerlast nur schwer umgehen.

Ein Blick in die Vergangenheit –
Der massive Anstieg des Zuckerkonsums

Um 1820 lag der jährliche Zuckerkonsum pro Person bei etwa vier Kilogramm. Das entsprach etwa einem halben Teelöffel Zucker pro Tag.

Heute konsumiert ein durchschnittlicher Mensch 40 bis 50 Kilogramm Zucker pro Jahr – das sind mehr als 30 Teelöffel pro Tag!

Eine Verzehnfachung in nur 200 Jahren!

Doch unsere Bauchspeicheldrüse hat sich in dieser Zeit nicht verändert. Sie kann nicht einfach „mitwachsen" oder sich an die gewaltigen Mengen an Zucker anpassen. Das bedeutet:

- Unsere Bauchspeicheldrüse muss Überstunden leisten.

- Der ständige Blutzuckeranstieg führt zu Insulinresistenz.

- Das Risiko für Diabetes Typ 2 steigt dramatisch.

Unsere Vorfahren hatten kaum Zugang zu isoliertem Zucker. Süß schmeckende Lebensmittel waren eine Seltenheit – ein Luxus, den man nur gelegentlich genießen konnte. Heute konsumieren wir Zucker in jeder Mahlzeit.

Die direkte Wirkung von Zucker auf den Körper

Viele denken, Zucker sei nur ein „leerer Kalorienträger". Doch das stimmt nicht – raffinierter Zucker ist weitaus gefährlicher.

- Zucker schädigt unsere Nerven und Blutgefäße. Besonders betroffen sind kleine Gefäße in den Nieren und im Augenhintergrund – Bereiche, in denen Zucker schwere Schäden verursachen kann.

- Zucker zerstört unsere Zähne. Er fördert die Entstehung von Karies und schwächt den Zahnschmelz.

- Zucker führt zu Blutzuckerspitzen und Heißhunger. Nach dem schnellen Anstieg folgt ein tiefer Absturz – wir fühlen uns müde, gereizt und bekommen erneut Hunger.

- Zucker begünstigt chronische Entzündungen. Er kann Gelenkschmerzen, Hautprobleme und Immunschwäche verstärken.

Zucker als Droge – Das unterschätzte Suchtpotenzial

Warum fällt es uns so schwer, auf Zucker zu verzichten?

Zucker wirkt im Gehirn ähnlich wie eine Droge.

- Er aktiviert das Belohnungssystem. Nach dem Konsum schüttet unser Gehirn Dopamin aus – ein Hormon, das Glücksgefühle erzeugt.

- Wir brauchen immer mehr. Ähnlich wie bei Drogen steigt die Toleranzgrenze – je mehr Zucker wir essen, desto mehr verlangen wir danach.

- Zucker verursacht Entzugserscheinungen. Kopfschmerzen, Reizbarkeit und Müdigkeit sind typische Symptome, wenn wir Zucker reduzieren.

Kein Wunder also, dass viele Menschen zuckerabhängig sind, ohne es zu merken.

Zucker und Alkohol – Eine unheimliche Verbindung

Interessanterweise ähnelt die chemische Zusammensetzung von Zucker der von Getreide.

Durch Gärung kann aus Zucker Alkohol entstehen – und tatsächlich hat Zucker ähnliche Auswirkungen auf den Körper:

Beide belasten die Leber.

Beide können süchtig machen.

Beide führen zu Entzündungen und Organschäden.

Zucker ist nicht nur eine harmlose Süßigkeit – er wirkt langfristig ähnlich zerstörerisch wie Alkohol.

Wie kann man Zucker reduzieren?

Der erste Schritt ist, sich bewusst zu machen, wie viel Zucker man täglich konsumiert. Lies die Zutatenlisten – und du wirst erstaunt sein, wo überall Zucker versteckt ist.

Hier sind einige einfache Tipps, um den Zuckerkonsum zu reduzieren:

- Natürliche Süße bevorzugen: Statt raffiniertem Zucker lieber Datteln, Bananen oder Honig verwenden.

- Auf versteckten Zucker achten: Verpackte Lebensmittel auf Zuckerzusätze überprüfen.

- Selbst kochen: So hast du die Kontrolle darüber, was in dein Essen kommt.

- Mehr gesunde Fette essen: Avocados, Nüsse und Samen halten den Blutzucker stabil und verhindern Heißhungerattacken.

- Zucker schrittweise reduzieren: Radikaler Verzicht führt oft zu Heißhunger – besser ist eine langsame Reduktion.

Fazit – Ist Zucker unser größtes Ernährungsproblem?

Noch vor 200 Jahren war Zucker ein Luxusgut. Heute ist er überall – und unsere Gesundheit leidet darunter.

Die Frage ist nicht, ob Zucker schlecht ist, sondern wie viel davon unser Körper verkraften kann, ohne Schaden zu nehmen.

Wenn wir uns bewusster ernähren und unseren Zuckerkonsum reduzieren, tun wir unserem Körper einen großen Gefallen. Denn letztendlich ist die beste Süße die natürliche – aus frischen Früchten, Gemüse und Nüssen.

FRUCHTZUCKER – MIT UND OHNE FRUCHT: EIN ENTSCHEIDENDER UNTERSCHIED

Fruchtzucker, auch Fruktose genannt, klingt zunächst einmal gesund. Schließlich steckt das Wort „Frucht" darin, und wir verbinden Obst mit etwas Natürlich-Gesundem. Doch hier müssen wir genau hinschauen.

Nicht jeder Fruchtzucker ist gleich.

Es gibt einen riesigen Unterschied zwischen Fruchtzucker, der direkt aus einer ganzen Frucht stammt, und isolierter Fruktose, die in vielen verarbeiteten Lebensmitteln enthalten ist.

Der natürliche Fruchtzucker in der Frucht

Wenn du einen Pfirsich, eine Banane oder eine Mango isst, bekommst du Fruchtzucker – aber eben nicht nur das.

In der natürlichen Frucht steckt der Zucker in einem perfekten Paket:

- Ballaststoffe – sie verlangsamen die Zuckeraufnahme und verhindern Blutzuckerspitzen.

- Vitamine und Mineralstoffe – sie unterstützen den Stoffwechsel und helfen dem Körper, den Zucker besser zu verwerten.

- Wassergehalt – sorgt für eine natürliche Verdünnung und eine schonende Verarbeitung im Körper.

- Pflanzenstoffe und Enzyme – wirken antioxidativ und entzündungshemmend.

Das bedeutet: Der Zucker aus einer Frucht wird langsam und gleichmäßig im Körper aufgenommen – ohne ungesunde Spitzen im Blutzucker.

Isolierte Fruktose – Ein ganz anderes Problem

Doch was passiert, wenn wir aus Hunderten von Pfirsichen, oder anderem Obst, den Fruchtzucker extrahieren und in konzentrierter Form verwenden?

Dann bekommen wir isolierte Fruktose, die in vielen Produkten steckt:

- Softdrinks und Limonaden – oft mit Maissirup (High-Fructose Corn Syrup, HFCS) gesüßt.

- Süßigkeiten und Müsliriegel – oft mit zugesetzter Fruktose.

- Fertigdesserts und Eiscreme – mit isolierter Fruktose für die extra „fruchtige" Süße.

- Babynahrung und Säfte – Fruchtzucker wird oft als „natürliche" Süße eingesetzt.

Doch hier liegt das Problem:

- Isolierte Fruktose gelangt viel zu schnell in den Körper.

- Es fehlen die natürlichen Begleitstoffe wie Ballaststoffe und Vitamine.

- Die Leber wird überlastet, weil Fruktose fast ausschließlich dort verarbeitet wird.

Wie verarbeitet der Körper Fruchtzucker?

Im Gegensatz zu normalem Zucker (Glukose) geht Fruktose einen anderen Weg im Körper.

- Glukose gelangt nach dem Essen direkt ins Blut und wird von den Zellen als Energie genutzt.

- Fruktose dagegen wird fast ausschließlich von der Leber verarbeitet.

Das bedeutet: Wenn wir große Mengen isolierte Fruktose essen (z. B. durch gesüßte Getränke oder industriell verarbeitete Produkte), passiert Folgendes:

- Die Leber kann nicht alles sofort verarbeiten und speichert es als Fett.

- Langfristig kann das zu Fettleber und Insulinresistenz führen.

- Zu viel Fruktose kann Heißhunger verursachen, weil sie das Sättigungsgefühl nicht auslöst.

Natürlich vs. Unnatürlich – Ein riesiger Unterschied

- Ein Apfel mit natürlicher Fruktose ist gesund.

- Ein Apfelsaft mit zugesetzter isolierter Fruktose ist es nicht.

Warum?

Ein Apfel enthält Fruchtzucker, aber auch Ballaststoffe, Wasser und Vitamine.

Apfelsaft enthält konzentrierten Fruchtzucker, aber kaum noch Ballaststoffe – dadurch steigt der Blutzucker viel schneller.

Die Art und Weise, wie wir Fruchtzucker zu uns nehmen, entscheidet über die Wirkung auf den Körper.

Wie viel Fruchtzucker ist gesund?

Natürlicher Fruchtzucker aus Obst ist kein Problem – solange man ganze Früchte isst.

Isolierte Fruktose in Getränken und Fertigprodukten kann hingegen schädlich sein.

Empfehlung:

- 2–3 Portionen Obst pro Tag sind optimal.

- Früchte am besten in natürlicher Form essen – keine Fruchtsäfte oder Sirups.

- Keine künstlich zugesetzte Fruktose konsumieren (Limonaden, Süßigkeiten, Fertigprodukte).

Fazit – Fruchtzucker ist nicht gleich Fruchtzucker

Wenn Fruchtzucker in einer ganzen Frucht steckt, ist er harmlos und sogar gesund. Doch wenn er isoliert und konzentriert als Zusatz in Lebensmitteln auftaucht, kann er zu Übergewicht, Fettleber und Stoffwechselproblemenführen.

Der Körper kennt Zucker nur zusammen mit der Frucht – so wurde es von der Natur vorgesehen.

Deshalb gilt: Lieber eine frische Frucht essen, statt auf Fruchtsäfte oder gesüßte Produkte zu setzen.

FETTE — WICHTIGER BESTANDTEIL DER ERNÄHRUNG

Fette gehören zu den essenziellen Nährstoffen und sind für viele Körperfunktionen unverzichtbar. Sie dienen als Energiequelle, unterstützen die Aufnahme fettlöslicher Vitamine und sind ein wichtiger Bestandteil von Zellmembranen. Dennoch gibt es große Unterschiede zwischen den verschiedenen Fettquellen – sowohl in ihrer Zusammensetzung als auch in ihrer Wirkung auf den Körper.

Besonders relevant ist der Unterschied zwischen pflanzlichen und tierischen Fetten, insbesondere wenn tierische Fette stark erhitzt werden. Während pflanzliche Fette überwiegend positive Eigenschaften haben, können tierische Fette – insbesondere gesättigte Fettsäuren – den Cholesterinspiegel ungünstig beeinflussen.

Pflanzliche Fette – Die bessere Wahl für den Körper

Pflanzliche Fette kommen in vielen Lebensmitteln vor, darunter Nüsse, Samen, Avocados, Oliven, Kokosnüsse sowie pflanzliche Öle wie Leinöl, Walnussöl oder Olivenöl. Ihre Fettsäurezusammensetzung ist günstiger für den menschlichen Körper als die der meisten tierischen Fette.

Ungesättigte Fettsäuren und ihre Wirkung auf Cholesterin

Pflanzliche Fette enthalten überwiegend ungesättigte Fettsäuren, die sich positiv auf den Cholesterinspiegel auswirken:

Einfach ungesättigte Fettsäuren (z. B. Ölsäure in Oliven, Avocados und Mandeln) senken den LDL-Spiegel („schlechtes Cholesterin"), der sich in den Arterien ablagern kann.

Gleichzeitig erhöhen sie den HDL-Spiegel („gutes Cholesterin"), das überschüssiges Cholesterin aus dem Blut abtransportiert.

Ein gutes Verhältnis von HDL zu LDL trägt dazu bei, dass Blutgefäße elastisch bleiben und das Risiko für Ablagerungen in den Arterien sinkt.

Natürliche Begleitstoffe in pflanzlichen Fetten

Neben der gesunden Fettsäurezusammensetzung enthalten pflanzliche Fettquellen auch Vitamin E, sekundäre Pflanzenstoffe und Antioxidantien, die Zellstrukturen vor schädlichen Einflüssen schützen können.

Natürliche statt verarbeitete Fette

Unverarbeitete pflanzliche Fette aus Nüssen, Samen und Avocados sind deutlich vorteilhafter als industriell raffinierte Öle oder gehärtete Fette. Besonders zu empfehlen sind kaltgepresste Öle, da sie ihre natürlichen Nährstoffe und Fettsäuren weitgehend behalten.

Tierische Fette – Nachteile durch gesättigte Fettsäuren und Erhitzung

Tierische Fette sind vor allem in Fleisch, Butter, Schmalz und Milchprodukten enthalten. Ihre Zusammensetzung unterscheidet sich von pflanzlichen Fetten, da sie höhere Mengen an gesättigten Fettsäuren und Cholesterin enthalten.

Gesättigte Fettsäuren und ihre Wirkung auf Cholesterin

Gesättigte Fettsäuren erhöhen den LDL-Spiegel, was langfristig das Risiko für Arterienverkalkung erhöhen kann.

Sie haben keine positive Wirkung auf den HDL-Spiegel, sodass das Gleichgewicht zwischen LDL und HDL ungünstiger ausfällt als bei ungesättigten Fettsäuren.

Cholesterin in tierischen Fetten

Cholesterin ist für den Körper notwendig, da es für Zellmembranen und Hormonproduktion gebraucht wird. Der Körper kann jedoch eigenes Cholesterin produzieren, sodass es nicht zwingend über die Nahrung aufgenommen werden muss. Ein hoher Cholesterinkonsum durch tierische Fette kann für manche Menschen problematisch sein.

Erhitzte tierische Fette und Transfettsäuren

Werden Butter, Schmalz oder fettreiches Fleisch stark erhitzt (z. B. beim Braten oder Frittieren), können sich Transfettsäuren bilden.

Transfettsäuren wirken sich besonders negativ auf den Cholesterinspiegel aus, da sie den LDL-Spiegel erhöhen und gleichzeitig den HDL-Spiegel senken.

Fazit – Warum pflanzliche Fette die bessere Wahl sind

Pflanzliche Fette enthalten überwiegend ungesättigte Fettsäuren, die das LDL-Cholesterin senken und das HDL-Cholesterin erhöhen.

Tierische Fette enthalten hohe Mengen gesättigter Fettsäuren, die den LDL-Spiegel erhöhen und langfristig Arterienverkalkung begünstigen können.

Erhitzte tierische Fette können zusätzlich Transfettsäuren bilden, die noch ungünstiger für den Cholesterinspiegel sind.

Wer auf eine gesunde Fettzufuhr achten möchte, sollte bevorzugt natürliche pflanzliche Fettquellen wie Nüsse, Samen, Avocados und hochwertige Öle in seine Ernährung integrieren, während stark verarbeitete und erhitzte tierische Fette reduziert werden sollten.

VITAMINE, MINERALIEN & CO.

Die unentdeckte Welt der Nährstoffe –
Mehr als nur Vitamine und Mineralien

Wenn wir über Ernährung sprechen, hören wir oft Begriffe wie Kohlenhydrate, Proteine und Fette – die sogenannten Makronährstoffe. Danach folgen die Mikronährstoffe: Vitamine, Mineralien und Spurenelemente. Wer noch tiefer einsteigt, stößt auf weitere wichtige Bestandteile wie sekundäre Pflanzenstoffe, Enzyme und Antioxidantien.

Doch sind damit wirklich alle Nährstoffe erfasst, die unser Körper benötigt? Wahrscheinlich nicht. Die Wissenschaft hat längst nicht alle Substanzen entdeckt, die für uns lebenswichtig sind.

Wie viel wissen wir wirklich über Nährstoffe?

Stellen wir uns vor, wir reisen 200 Jahre in die Vergangenheit. Damals wusste niemand, dass es Vitamine gibt – geschweige denn, dass ein Mangel an Vitamin C zu Skorbut führt. Erst nach vielen Beobachtungen und Studien erkannte man die lebenswichtige Bedeutung von Vitaminen.

Ähnlich verhält es sich mit vielen heute noch unbekannten Nährstoffen. Erst in den letzten Jahrzehnten wurden wichtige Pflanzenstoffe wie Polyphenole, Carotinoide oder bestimmte Enzyme erforscht, die erhebliche Auswirkungen auf die Gesundheit haben können. Und selbst von den bereits bekannten Mikronährstoffen ist noch nicht alles entschlüsselt. Zum Beispiel:

Selen wurde erst in den 1970er Jahren als essenzielles Spurenelement erkannt, obwohl es im Körper eine entscheidende Rolle spielt.

Viele sekundäre Pflanzenstoffe haben nachweislich positive Eigenschaften, doch ihre genaue Funktion und ihr Zusammenspiel mit anderen Nährstoffen sind noch nicht vollständig verstanden.

Manche Mikronährstoffe entfalten ihre Wirkung erst in Kombination, etwa Vitamin D mit Magnesium und Kalzium für den Knochenstoffwechsel.

Das bedeutet: Auch wenn ein Nährstoff wissenschaftlich noch nicht entdeckt wurde, braucht unser Körper ihn möglicherweise trotzdem schon heute.

Lebendige vs. tote Mineralien – Woher sollte unser Körper seine Nährstoffe beziehen?

Eine weitere spannende Frage betrifft die Form, in der wir Mineralstoffe aufnehmen. Es gibt zwei Hauptarten:

Lebendige (organische) Mineralien – Diese stammen aus Pflanzen, Obst, Gemüse und tierischen Produkten. Sie sind in eine natürliche Struktur eingebunden, sodass unser Körper sie leichter aufnehmen kann.

Beispiel: Kalium aus Bananen oder Eisen aus Spinat sind für den Körper gut verwertbar.

Sie sind bioverfügbar, was bedeutet, dass der Körper sie direkt nutzen kann.

Tote (anorganische) Mineralien – Diese kommen aus Gestein, Leitungswasser oder künstlichen Nahrungsergänzungsmitteln. Sie sind oft schwieriger zu verwerten und können sich laut manchen Theorien sogar im Körper ablagern.

Beispiel: Mineralien aus Leitungswasser oder isolierte Kalziumpräparate können nicht so gut verwertet werden wie Kalzium aus grünem Blattgemüse.

Praktisch bedeutet das: Der Körper kann Nährstoffe aus einer Karotte viel besser nutzen als aus einer Kalziumtablette.

Fazit: Natürliche Lebensmittel sind der beste Weg, um unentdeckte Nährstoffe zu erhalten

Da noch lange nicht alle essenziellen Nährstoffe erforscht sind, ist es sinnvoll, sich möglichst natürlich und unverarbeitet zu ernähren. Der Verzehr von frischen Lebensmitteln wie Obst, Gemüse, Nüssen und Samen stellt sicher, dass der Körper nicht nur die bekannten, **sondern auch potenziell noch unbekannte Nährstoffe in der optimalen Form erhält**.

Anstatt sich auf isolierte Vitamine und Mineralstoffe aus künstlichen Quellen zu verlassen, ist es sinnvoll, auf eine vielfältige, natürliche Ernährung zu setzen – denn die Natur liefert genau das, was unser Körper braucht, auch wenn wir es noch nicht vollständig erforscht haben.

GETRÄNKE – WAS IST WIRKLICH GESUND?

Wenn es um gesunde Ernährung geht, gibt es oft hitzige Diskussionen. Doch in einem Punkt sind sich die meisten Menschen einig: Unser Körper braucht täglich ausreichend Flüssigkeit.

Die allgemeine Empfehlung lautet etwa zwei Liter pro Tag – aber ist das wirklich richtig? Und wenn ja, welche Flüssigkeit ist am besten?

Welche Getränke sind ungeeignet?

Bevor wir uns der idealen Flüssigkeitsquelle widmen, schauen wir uns zunächst an, was unser Körper besser nicht als Hauptgetränk bekommen sollte.

Kaffee – Ein natürliches Stimulans oder ein ungesundes Aufputschmittel?

Kaffee gehört für viele Menschen zum Alltag. Doch was genau passiert im Körper, wenn wir Kaffee trinken?

- Kaffee enthält Koffein, das unser zentrales Nervensystem stimuliert und den Herzschlag beschleunigt.

- Koffein kann süchtig machen – wer regelmäßig Kaffee trinkt, spürt oft Entzugserscheinungen wie Kopfschmerzen oder

Müdigkeit, wenn er darauf verzichtet.

- Kaffee kann Magenprobleme verursachen – er fördert die Magensäureproduktion und kann zu Sodbrennen, Magengeschwüren und Blähungen führen.

- Er raubt dem Körper Mineralstoffe – durch seine harntreibende Wirkung werden Calcium, Magnesium und Kalium ausgeschwemmt.

Nicht umsonst gibt es inzwischen entkoffeinierten Kaffee, Schonkaffee und Getreidekaffee – selbst die Industrie erkennt an, dass Kaffee nicht für jeden gesund ist.

Bessere Alternativen: Kräutertees, Zitronenwasser oder grüner Tee (in Maßen).

Alkohol – Gift für Leber und Nervensystem

Alkohol gehört in vielen Kulturen zur Gesellschaft. Doch rein biologisch betrachtet ist er für den menschlichen Körper alles andere als ideal.

- Alkohol ist ein Zellgift und belastet die Leber, das Nervensystem und den gesamten Stoffwechsel.

- Er entzieht dem Körper Flüssigkeit – das ist der Grund, warum man nach Alkoholgenuss oft Kopfschmerzen hat.

- Alkohol beeinflusst das Gehirn und die Psyche – er kann die Wahrnehmung verzerren, die Stimmungsschwankungen verstärken und sogar Depressionen fördern.

Auch Wein und Bier sind letztlich Alkohol, selbst wenn sie pflanzliche Inhaltsstoffe enthalten.

Bessere Alternativen: Alkoholfreie fermentierte Getränke wie Kombucha (aber ohne Zuckerzusatz).

Softdrinks – Zuckerbomben mit gesundheitlichen Folgen

Süße Limonaden, Cola und Energydrinks sind für den Körper eine echte Belastung.

- Sie enthalten Unmengen an Zucker – oft bis zu 10 Teelöffel pro Flasche.

- Sie lassen den Blutzucker rasant ansteigen – was zu Heißhunger und Gewichtszunahme führt.

- Künstliche Süßstoffe sind keine bessere Alternative – Aspartam & Co. stehen im Verdacht, das Hungergefühl zu fördern und den Stoffwechsel negativ zu beeinflussen.

Bessere Alternativen: Selbstgemachte Limonade aus Zitronensaft, Ingwer und einem Hauch Honig oder frisch gepresste Säfte.

Welche Getränke sind wirklich gesund?

Am Ende bleiben nur zwei wirklich natürliche Flüssigkeiten übrig:

Platz 2: Wasser – das klassische Getränk für den Körper

Wasser ist essenziell für fast alle Prozesse im Körper. Es reguliert die Körpertemperatur, transportiert Nährstoffe und hilft, Giftstoffe auszuscheiden.

Doch welches Wasser ist das Beste?

- Leitungswasser? – Obwohl es regelmäßig kontrolliert wird, enthält es oft Rückstände von Medikamenten, Schwermetallen und Chlor.

- Gefiltertes Wasser? – Eine Option, solange ein hochwertiger Filter genutzt wird.

- Mineralwasser? – Kann zu viele anorganische Mineralstoffe enthalten, die der Körper nicht optimal verwerten kann.

- Destilliertes Wasser? – Entfernt jegliche Schadstoffe, aber auch Mineralien – weshalb einige es mit natürlichen Mineralien ergänzen.

Empfohlen wird:

- Stilles Wasser in Zimmertemperatur.

- Wasserarme Zeiten vermeiden – am besten regelmäßig über den Tag verteilt trinken.

- Kalte Getränke direkt beim Essen vermeiden! Sie senken die Magentemperatur und verlangsamen die Verdauung.

- Nicht zu viel Wasser auf einmal trinken! Es kann den Kreislauf und die Nieren belasten.

Platz 1: Die Flüssigkeit aus der Frucht – samt Frucht

Die beste Flüssigkeit für unseren Körper steckt in wasserhaltigen Früchten!

- **Melonen, Orangen, Ananas, Äpfel – fast alle Früchte enthalten Wasser in seiner natürlichsten Form.**

- Das Fruchtwasser enthält zusätzlich Vitamine, Mineralstoffe und Enzyme – im Gegensatz zu reinem Wasser.

- Die Ballaststoffe in der Frucht sorgen dafür, dass das Wasser langsamer aufgenommen wird und den Körper optimal versorgt.

Warum ist fruchtbasierte Flüssigkeit so vorteilhaft?

- Sie liefert Nährstoffe und ist nicht nur leerer „Füllstoff".
- Sie ist leicht verdaulich und belastet den Körper nicht.
- Sie reguliert den Wasserhaushalt auf natürliche Weise.
- Ein Apfel oder eine Orange sind nicht nur Nahrung – sie sind auch „lebendiges Wasser".

Wie viel sollte man wirklich trinken?

Die berühmte „2-Liter-Regel" ist nicht für jeden Menschen gleich sinnvoll. Der Flüssigkeitsbedarf hängt ab von:

- Körpergröße und Gewicht
- Körperlicher Aktivität
- Ernährungsweise (wer viel frisches Obst und Gemüse isst, braucht weniger zusätzliches Wasser)
- Klima und Temperatur

Fazit – Die beste Flüssigkeit für den Körper

- Kaffee, Alkohol und Softdrinks sind keine idealen Getränke.
- Stilles Wasser ist gut, am besten aus einer hochwertigen Quelle.
- Die ideale Flüssigkeit ist in wasserhaltigen Früchten enthalten!

Trinke bewusst – und versorge deinen Körper mit dem Wasser, das er wirklich braucht!

INSTINCTO – MEIN KÖRPER SPRICHT MIT MIR

Hast du dich jemals gefragt, warum dir manche Lebensmittel an einem Tag köstlich schmecken, während du sie an einem anderen Tag kaum herunterbekommst? Warum du manchmal Lust auf eine bestimmte Frucht hast und sie dann nach ein paar Bissen plötzlich nicht mehr genießen kannst?

Das könnte kein Zufall sein – sondern ein Zeichen dafür, dass dein Körper mit dir spricht.

Diese Idee steht im Zentrum der Instincto-Rohkosttherapie, die in den 1960er-Jahren von Guy-Claude Burger entwickelt wurde.

Die zufällige Entdeckung von Instincto

Burger war eigentlich Musiker. Während einer Amerika-Reise bereitete er sich sein Essen in seinem Hotelzimmer zu – doch dann passierte etwas Unerwartetes:

- Sein Kocher funktionierte nicht!

- Er konnte nichts mehr erhitzen oder kochen.

- Also begann er, alles roh zu essen.

Dabei machte er eine faszinierende Entdeckung:

Er hatte sich auf seinen Rotkohl gefreut. Da sein Kocher defekt war, aß er ihn roh und er schmeckte vorzüglich. Am nächsten Tag freute er sich wieder auf seinen „rohen" Rotkohl, doch diesmal schmeckte er überhaupt nicht – vermutlich war er schlecht geworden. Am darauffolgenden Tag roch der Rotkohl wieder verführerisch gut und nach einer Probe stellte er fest, dass der Rotkohl nun wieder sehr gut schmeckte – was war geschehen? Der Rotkohl hat sich ja nicht verändert.

Diese Erfahrung brachte ihn auf eine revolutionäre Erkenntnis:

Dein Körper weiß, was er braucht – und was nicht!

Burger erkannte, dass der Geschmackssinn und der Geruchssinn als natürliche Steuerung für die Nahrungsaufnahme dienen.

- Wenn der Körper bestimmte Nährstoffe benötigt, schmecken die Lebensmittel, die sie enthalten, besonders gut.
- Sobald der Körper genug davon hat, tritt eine Geschmacks-Sperre ein – das Lebensmittel schmeckt plötzlich unangenehm.

Dieser Mechanismus verhindert, dass wir uns überessen oder einseitig ernähren.

Diese Geschmacks-Sperre kann sich auf verschiedene Weise äußern:

- Die Zunge brennt, wenn man zu viel Ananas isst.
- Karotten schmecken plötzlich fade und lassen sich nicht mehr herunterschlucken.
- Ein Salat, der gestern lecker war, schmeckt heute bitter.

Diese natürliche Geschmackssteuerung ist in der Wissenschaft unter dem Begriff Alliästhesie bekannt.

Warum funktioniert dieser Mechanismus heute oft nicht mehr?

Leider haben viele Menschen diesen natürlichen Instinkt verloren. Warum?

- Verarbeitete Lebensmittel stören unser Geschmacksempfinden.
- Zusatzstoffe, Aromen und Zucker täuschen unser Gehirn.
- Gekochte Nahrung verändert den Geschmack und macht es schwerer, Sättigung richtig zu erkennen.

Burger stellte fest: Dieser Instinkt funktioniert nur bei naturbelassenen Lebensmitteln.

- Erdbeeren mit Zucker? Täuschung!
- Ein Apfel in Stücke geschnitten? Der Geschmack verändert sich!
- Ein fertiger Smoothie? Kein natürlicher Instincto-Mechanismus!

Die Lösung: Man muss sich über einen längeren Zeitraum ausschließlich von rohen, unveränderten Lebensmitteln ernähren, um den Instinkt wiederherzustellen.

Burger beschrieb, dass dies Tage, wenn nicht sogar Monate dauern kann, bis sich der Körper wieder darauf einstellt.

Instincto – Die Ernährung nach dem natürlichen Instinkt

Die Grundidee von Instincto ist simpel:

- Nur naturbelassene Lebensmittel essen – roh, unverändert, ohne Gewürze oder Zusätze.
- Auf den eigenen Geschmackssinn hören – was lecker schmeckt, ist gerade nötig.

- Sofort aufhören zu essen, wenn das Lebensmittel nicht mehr schmeckt.

Dieses Konzept könnte erklären, warum wir in der Natur selten ein Tier sehen, das sich „überfrisst" – sie hören auf zu essen, wenn ihr Körper genug hat.

Aber funktioniert das wirklich?

Viele Menschen, die sich nach Instincto ernähren, berichten von folgenden Veränderungen:

- Mehr Energie und weniger Müdigkeit.

- Kein Heißhunger mehr, weil der Körper bekommt, was er wirklich braucht.

- Bessere Verdauung, da die Nahrung in ihrer natürlichen Form bleibt.

- Ein stabileres Gewicht – ohne Kalorien zu zählen.

Kritik an der Instincto-Ernährung

Natürlich gibt es auch kritische Stimmen. Einige Wissenschaftler argumentieren, dass unser moderner Lebensstil es schwierig macht, sich rein instinktiv zu ernähren:

- Wir sind Umwelteinflüssen ausgesetzt, die unsere Sinne täuschen.

- Nicht jeder hat Zugang zu hochwertigen, naturbelassenen Lebensmitteln.

- Unser Körper ist durch jahrelange Gewöhnung an gekochte Nahrung „umprogrammiert".

Dennoch bleibt die Frage spannend: Könnte es sein, dass unser Körper von Natur aus weiß, was er braucht – wir es aber verlernt haben, darauf zu hören?

Fazit – Kann unser Körper uns wirklich leiten?

Die Instincto-Theorie von Guy-Claude Burger zeigt, dass der Mensch eine natürliche Verbindung zu seiner Nahrung hat – wenn er auf seinen Instinkt hört.

Vielleicht haben wir diese Fähigkeit über die Jahre durch zu viel verarbeitete Nahrung, künstliche Aromen und industrielle Lebensmittelproduktion verloren.

Doch eines ist sicher: Unser Körper sendet uns Signale – wir müssen nur wieder lernen, sie zu verstehen.

URKOST — DIE URSPRÜNGLICHSTE ERNÄHRUNG DER MENSCHHEIT

Stell dir vor, du bist in der Natur unterwegs, um Nahrung zu finden. Kein Supermarkt, keine Küche, kein Herd – nur du und die Pflanzen um dich herum. Was würdest du essen?

Diese Frage steht im Zentrum der Urkost, einer Ernährungsweise, die auf das absolut Wesentliche reduziert ist:

Pflücken – Essen – Fertig!

Warum gibt es keine Rezepte für Urkost?

Ganz einfach: Jede Zubereitung verändert das Lebensmittel.

Die Urkost geht davon aus, dass Nahrungsmittel in ihrer ursprünglichen Form am besten für den Körper sind. Jede noch so kleine Verarbeitung – ob Schneiden, Mahlen, Kochen oder Mixen – verändert die natürliche Struktur des Lebensmittels und damit auch seine Wirkung auf den Körper.

Ein simples Beispiel: der Apfel.

- Schneidest du einen Apfel auf, oxidiert er und wird braun.

- Isst du ihn direkt vom Baum, bleibt er unverändert.

- Durch das Reinbeißen in den ganzen Apfel, mit einem „Knack-Geräusch" und den Kontakt zum Zahnfleisch, aktivierst du bereits deine Verdauungsenzyme.

Warum ist das wichtig?

Der Körper verarbeitet Nahrung anders, wenn sie naturbelassen ist.

Sobald du in einen ganzen Apfel beißt, graben sich deine Zähne und dein Zahnfleisch durch die Schale ins Fruchtfleisch. Dabei passiert Folgendes:

- Deine Speicheldrüsen beginnen sofort mit der Vorverdauung.

- Enzyme in deinem Speichel werden aktiviert, die helfen, den Apfel optimal zu verdauen.

- Der Körper erkennt den Apfel als natürliche Nahrung und bereitet sich auf die Nährstoffaufnahme vor.

- Wird der Apfel jedoch zerkleinert, geschnitten oder verarbeitet, läuft dieser natürliche Prozess anders ab.

Warum ist die Urkost so besonders?

Die Idee hinter der Urkost ist, dass unser Körper an eine Ernährung angepasst ist, die sich über Millionen von Jahren entwickelt hat.

Unsere Vorfahren hatten keine Küchen, keine Töpfe und keine Messer – sie aßen, was sie fanden, direkt aus der Natur. Und genau darauf ist unser Verdauungssystem optimiert.

Doch heute sieht unsere Ernährung ganz anders aus:

- Gekochte und verarbeitete Lebensmittel dominieren den Speiseplan.

- Viele Nahrungsmittel sind stark verändert – sie enthalten Zusatzstoffe, sind erhitzt oder künstlich aromatisiert.

- Unser Körper bekommt selten etwas in seiner ursprünglichen, unveränderten Form.

Die Urkost verfolgt daher einen radikalen Ansatz:

- Iss nur das, was du direkt aus der Natur nehmen kannst.

- Vermeide jegliche Verarbeitung – auch Schneiden und Mischen.

- Lass deinen Körper selbst entscheiden, was er braucht.

Der Unterschied zwischen Urkost und Rohkost

Oft wird Urkost mit Rohkost verwechselt, doch es gibt einen wichtigen Unterschied:

- Rohkost bedeutet, dass Lebensmittel nicht über eine bestimmte Temperatur (meist 42°C) erhitzt werden. Dennoch sind hier geschnittene, gemixte und gemahlene Speisen erlaubt – von Smoothies bis zu Rohkostkuchen.

Urkost hingegen geht einen Schritt weiter: **Gar keine Zubereitung**.

- Keine Salate

- Keine Dressings

- Keine Smoothies

- Keine getrockneten oder gemahlenen Zutaten

Nur das pure, ursprüngliche Lebensmittel – direkt aus der Natur.

Warum funktioniert Urkost so gut?

Viele Menschen berichten, dass sie sich mit Urkost:

- Leichter und energiegeladener fühlen.
- Keinen Heißhunger mehr haben.
- Eine bessere Verdauung haben.
- Ein stabileres Gewicht halten.

Warum? Weil der Körper nicht mit verarbeiteten oder künstlich vermischten Lebensmitteln überfordert wird.

- Ein Apfel bleibt ein Apfel.
- Eine Nuss bleibt eine Nuss.
- Eine Beere bleibt eine Beere.

Die Wissenschaft dahinter – Warum natürliche Nahrung besser aufgenommen wird

Die Urkost basiert auf der Idee, dass unser Körper mit natürlichen Lebensmitteln am effizientesten umgehen kann.

- Enzyme sind aktiv, solange das Lebensmittel nicht verarbeitet wurde.
- Der Kauprozess ist entscheidend für die Verdauung.
- Unveränderte Nahrung wird langsamer aufgenommen, wodurch Blutzuckerschwankungen vermieden werden.

Ein gutes Beispiel ist eine Banane:

- Wenn du eine Banane kaust, beginnen deine Verdauungsenzyme sofort mit der Aufspaltung.

- Wenn du eine Banane pürierst und trinkst, verläuft die Verdauung anders – der Zucker wird schneller aufgenommen, was zu Blutzuckerschwankungen führen kann.

Fazit – Zurück zur Natürlichkeit

Die Urkost geht einen radikalen, aber logischen Weg:

Iss Lebensmittel so, wie sie in der Natur vorkommen.

- Kein Schneiden

- Kein Mixen

- Kein Kochen

- Keine Zusätze

- Einfach pflücken – essen – fertig!

In unserer modernen Welt ist dieser Ansatz ungewohnt. Doch er könnte der Schlüssel zu einer Ernährung sein, die perfekt an unseren Körper angepasst ist. Vielleicht ist die einfachste Ernährung auch die beste?

WISSENSCHAFT UND LABOR

In einer Welt voller technologischer Fortschritte könnte man meinen, dass mit jeder neuen Entdeckung unser Leben einfacher und besser wird. Schließlich haben wir Maschinen, die für uns arbeiten, Medikamente, die Krankheiten heilen, und Labore, die ständig neue Lösungen entwickeln.

Doch wenn es um unsere Lebensmittel und Gesundheit geht, zeigt sich ein ganz anderes Bild: Je mehr wir versuchen, die Natur zu verändern, desto problematischer wird es.

Die Grenzen der Wissenschaft – Die Natur ist unersetzlich

Die moderne Wissenschaft hat beeindruckende Dinge hervorgebracht – doch es gibt etwas, das sie nicht nachbilden kann: **das Leben selbst!**

- Pflanzen können das, was kein Labor kann: Sie nehmen Mineralien aus der Erde auf, wandeln sie um und machen sie für uns verwertbar.

- Warum brauchen wir immer noch Blutspenden? Weil Wissenschaftler bis heute kein künstliches Blut herstellen können, das dieselbe lebensspendende Funktion hat.

Warum ist ein Apfel gesünder als eine Vitaminpille? Weil er nicht nur ein paar isolierte Nährstoffe enthält, sondern Tausende von natürlichen Wirkstoffen, die perfekt zusammenwirken. Er enthält alle Vitamine, Mineralstoffe usw. die man je erforscht hat – und er enthält alle Wirkstoffe die vielleicht noch entdeckt werden, unser Körper aber jetzt braucht.

Die Natur ist kein Baukasten, den man einfach auseinandernehmen und nachbauen kann.

Lebensmittel – Je stärker verarbeitet, desto schlechter für uns

Jede Veränderung, die wir an einem Lebensmittel vornehmen, entfernt es ein Stück weiter von seiner ursprünglichen, lebendigen Form.

Beispiel 1: Weizen

- **Ursprünglich:** Eine Getreidepflanze mit Ballaststoffen, Vitaminen und Mineralstoffen.
- **Verarbeitet:** Weißmehl enthält fast nur noch leere Kohlenhydrate – die wertvollen Bestandteile sind entfernt.

Beispiel 2: Zucker

- **Ursprünglich:** Zuckerrohr enthält Fasern, Wasser und natürliche Nährstoffe.
- **Verarbeitet:** Raffinierter Zucker ist eine isolierte Substanz, die dem Körper mehr schadet als nutzt.

Beispiel 3: Vitamine

- **Natürlich:** Ein Apfel enthält über 10.000 verschiedene bioaktive Stoffe, von denen wir kaum 2 % kennen.
- **Künstlich:** Eine Vitamin-C-Tablette enthält nur Ascorbinsäure – doch was ist mit den anderen 9.999 Stoffen, wie im Apfel?

Der Apfel liefert alles im perfekten Verhältnis, die Tablette nur einen winzigen Ausschnitt.

Die Wissenschaft spricht oft von Vitaminen, Mineralien und Spurenelementen – aber immer nur von denen, die wir bereits entdeckt haben.

- Ein Apfel enthält 10.000 Wirkstoffe – doch wir kennen nur etwa 2 % davon.

- Wenn du einen Apfel isst, bekommst du alle 10.000 Wirkstoffe – genau so, wie die Natur es vorgesehen hat.

Das zeigt: Wir verstehen bis heute nicht einmal annähernd, wie komplex und fein abgestimmt die Natur funktioniert.

Und doch versuchen wir, sie durch isolierte Substanzen zu ersetzen.

Warum natürliche Nahrung immer überlegen bleibt

Unser Körper hat sich über Millionen von Jahren an natürliche Nahrung angepasst.

Doch was passiert, wenn wir versuchen, diese durch künstliche Ersatzstoffe zu ersetzen?

- Verarbeitete Lebensmittel enthalten oft nur isolierte Nährstoffe, denen die natürlichen Begleitstoffe fehlen.

- Studien zeigen, dass isolierte Vitamine aus Nahrungsergänzungsmitteln oft nicht die gleiche Wirkung haben wie Vitamine aus natürlichen Quellen.

- Die Natur liefert Nährstoffe in einem perfekten Zusammenspiel – genau so, wie unser Körper sie braucht.

Ein Beispiel:

- **Vitamin C aus einer Orange** enthält nicht nur Ascorbinsäure, sondern auch Flavonoide, Enzyme und Co-Faktoren, die die Aufnahme verbessern.

- **Vitamin C als Tablette** enthält meist nur Ascorbinsäure – ohne die anderen Stoffe, die für die volle Wirkung nötig wären.

Die Wissenschaft ist wertvoll – aber sie kann die Natur nicht ersetzen.

Fazit – Die Natur weiß es besser

Trotz aller Fortschritte bleibt eine Wahrheit bestehen:

- Wir können die Natur nicht kopieren.

- Je mehr wir Lebensmittel verarbeiten, desto weniger „lebendig" sind sie.

- Unser Körper braucht mehr als isolierte Nährstoffe – er braucht das gesamte natürliche Paket.

Deshalb ist die beste Wahl immer noch die einfachste:

Iss Lebensmittel so, wie sie in der Natur vorkommen – unverarbeitet, frisch und im ursprünglichen Zustand.

Denn nur so bekommt dein Körper alles, was er wirklich braucht.

ROLLRASEN — BITTE REGIONAL

Unser Garten war in einem katastrophalen Zustand. Der Vorbesitzer hatte ihn jahrelang vernachlässigt – das Gras war meterhoch, der Boden uneben, Unkraut hatte sich überall breitgemacht.

Also beschlossen wir, den Garten neu zu gestalten.

- Wir ebneten den Boden.

- Wir verteilten frische Erde.

- Wir suchten nach Rollrasen, um schnell eine grüne, gesunde Fläche zu bekommen.

Bei der Auswahl des Rollrasens stellte sich jedoch eine entscheidende Frage:

- Soll ich das günstigste Angebot nehmen – von weit her, aus dem Nachbarland?

- Oder sollte ich lieber den Rollrasen aus meiner Region kaufen?

Warum regional? – Die Natur macht es uns vor

Ich entschied mich, nach ausführlicher Beratung, für Rollrasen aus meiner Region – und das aus einem einfachen Grund:

- Der Rasen war an die Witterung, den Boden und das Klima vor Ort angepasst.

- Ein Rasen aus einer völlig anderen Region hätte möglicherweise:

- Mehr Pflege benötigt (weil er sich erst an den neuen Boden gewöhnen müsste).

- Schwierigkeiten gehabt, zu wachsen (weil das Klima anders war).

- Zusätzlichen Dünger und Wasser gebraucht (weil er nicht optimal an die Umgebung angepasst war).

Und genau das gleiche Prinzip könnte auch für unsere Ernährung gelten!

Warum sind regionale Lebensmittel besser?

- Lebensmittel aus unserer Region sind perfekt an unsere Umgebung angepasst.

- Sie enthalten genau die Nährstoffe, die unser Körper in unserem Klima braucht.

- Sie werden reif geerntet, haben mehr Nährstoffe und müssen nicht künstlich haltbar gemacht werden.

Was passiert, wenn wir zu viele importierte Lebensmittel essen?

Viele Lebensmittel in unseren Supermärkten kommen von weit her:

- Bananen aus Südamerika

- Mangos aus Indien

- Trauben aus Südafrika

- Tomaten aus Spanien

Klar, diese Früchte schmecken gut – aber:

- Sie werden unreif geerntet und künstlich nachgereift.

- Sie verlieren auf langen Transportwegen wertvolle Nährstoffe.

- Sie sind oft mit Pestiziden behandelt, um den Transport zu überstehen.

- Ihr ökologischer Fußabdruck ist enorm – Transport und Kühlung verbrauchen viel Energie.

Regionale Ernährung – Schutz und Versorgung aus der Natur

Die Natur ist perfekt darauf abgestimmt, uns genau das zu geben, was wir zu einer bestimmten Zeit an einem bestimmten Ort brauchen.

Im Winter wachsen:

Kartoffeln, Kohl, Rüben – Nahrungsmittel, die uns wärmen und lange satt halten.

Im Sommer wachsen:

Beeren, Gurken, Tomaten, Wassermelonen – Nahrungsmittel mit hohem Wassergehalt, die uns erfrischen.

Die Natur stellt sicher, dass wir immer das bekommen, was unser Körper braucht – wenn wir auf sie hören!

Fazit – Vertrauen in die Natur

Wenn wir schon beim Rasen darauf achten, dass er an die Umgebung angepasst ist, warum dann nicht auch bei unserer Nahrung?

- Regionale Lebensmittel sind natürlicher, frischer und gesünder.

- Sie belasten die Umwelt weniger.

- Sie enthalten genau die Nährstoffe, die unser Körper in unserer Umgebung braucht.

Vielleicht ist es an der Zeit, beim Einkaufen genauso zu denken wie bei der Gartengestaltung:

Vertraue auf die Natur – sie weiß, was für dich am besten ist.

Teil 2:
DIE UMSTELLUNG

DIE UMSTELLUNG — WARUM WISSEN ALLEIN NICHT REICHT

Sich gesund zu ernähren klingt einfach. Die Fakten sind da, das Wissen ist verfügbar, und doch bleibt die Umsetzung für viele eine Herausforderung. Warum? Weil Essen mehr ist als bloße Nährstoffzufuhr – es ist Gewohnheit, Genuss, Trost, soziale Interaktion und manchmal sogar eine Art Belohnung.

Vielleicht fragst du dich: „Wenn das alles so offensichtlich ist – warum tut dann niemand etwas?" Doch das stimmt nicht ganz. Es wird eine ganze Menge getan: Wir haben mehr Ärzte, mehr Medikamente, mehr „Gesundheitsprodukte". Gleichzeitig nehmen ernährungsbedingte Krankheiten weiter zu. Die Wahrheit ist: Unser System basiert auf Angebot und Nachfrage.

In den 1990er-Jahren boomten fettarme „Light"-Produkte, weil die Leute glaubten, Fett sei der Feind. Heute wächst der Markt für Bio-Lebensmittel, weil das Bewusstsein für natürliche Ernährung steigt. Wenn du wirklich etwas ändern willst, dann beginnt die Veränderung bei dir selbst. Weniger Nachfrage nach industriell verarbeiteten Lebensmitteln bedeutet langfristig weniger Angebot.

Doch während das logisch klingt, fühlt sich der Alltag anders an. Denn die wahre Herausforderung liegt nicht in den Fakten, sondern in unseren tief verankerten Gewohnheiten und unserem sozialen Umfeld.

Warum fällt die Umstellung so schwer?

Der Weg zu einer bewussteren Ernährung führt durch einige Hindernisse, mit denen fast jeder konfrontiert wird. Die häufigsten sind:

Dein Umfeld macht es nicht leichter

Wenn du deine Ernährung umstellst, kann das bei anderen auf Unverständnis stoßen. Plötzlich bekommst du Kommentare wie:

- „Was, du trinkst keinen Kaffee mehr?"
- „Komm schon, eine Pizza schadet doch nicht!"
- „Du wirst aber seltsam in letzter Zeit."

Ernährung ist oft Gruppensache. Frühstücksrunden im Büro, Familienessen, Restaurantbesuche – überall gibt es unausgesprochene Regeln. Wer sich diesen entzieht, fällt auf. Das kann unangenehm sein, besonders wenn Freunde oder Familie skeptisch reagieren.

Tipp: Mach dein Umfeld sanft mit deinen neuen Gewohnheiten vertraut. Statt zu erklären, warum du etwas nicht mehr isst, erzähle lieber, was du Neues ausprobierst und warum es dir guttut. Oft nehmen Menschen Veränderungen besser an, wenn sie positiv formuliert sind.

Die „Sucht" nach alten Gewohnheiten

Hast du jemals morgens auf Kaffee verzichtet und plötzlich Kopfschmerzen bekommen? Hast du nach ein paar Tagen ohne Zucker das Gefühl gehabt, dir fehlt etwas?

Viele Lebensmittel haben einen suchterzeugenden Effekt – und das ist kein Zufall. Zucker, Koffein, Weizenprodukte – sie alle beeinflussen unser Belohnungssystem im Gehirn. Und genau deshalb fallen Sätze wie:

- „Nie wieder Schokolade? Unmöglich!"
- „Morgens ohne Kaffee? Das geht gar nicht."
- „Ich kann nicht ohne Brot leben!"

Die gute Nachricht: Geschmäcker ändern sich. Nach ein paar Wochen ohne Industriezucker schmecken viele Süßigkeiten plötzlich künstlich. Nach einer Weile ohne Kaffee fühlt sich der Körper wacher, ohne den morgendlichen Koffeinkick.

Tipp: Mach den Übergang sanft. Reduziere schrittweise ungesunde Lebensmittel und finde gesunde Alternativen. Statt radikal zu verzichten, ersetze – das macht die Umstellung viel leichter!

Dein Körper protestiert – aber aus gutem Grund

Viele Menschen, die ihre Ernährung umstellen, berichten von vorübergehenden Beschwerden:

- Blähungen, weil sich die Verdauung an mehr Ballaststoffe gewöhnt
- Kopfschmerzen, wenn Zucker oder Koffein plötzlich fehlen
- Müdigkeit, während sich der Stoffwechsel umstellt

Das liegt nicht daran, dass gesunde Ernährung „schlecht" für dich ist – sondern daran, dass dein Körper sich reinigt. Besonders wenn du von einer stark verarbeiteten Ernährung auf natürliche Lebensmittel umsteigst, beginnt der Körper, eingelagerte Stoffwechselrückstände abzubauen.

Tipp: Gib deinem Körper Zeit zur Anpassung. Symptome wie Kopfschmerzen oder Verdauungsprobleme sind meist nur vorübergehend. Trinke viel Wasser, bewege dich regelmäßig und iss bewusst – dein Körper wird es dir danken.

Der Alltag macht es nicht gerade einfacher

Auch wenn du motiviert bist – irgendwann kommt die Frage: „Was soll ich denn jetzt überhaupt essen?"

- „Ich bin den ganzen Tag unterwegs, was soll ich essen?"
- „Frische Lebensmittel sind teuer."
- „Was mache ich im Restaurant?"

Diese Fragen sind berechtigt – aber sie haben Lösungen. Eine gesunde Ernährung bedeutet nicht, dass du dein gesamtes Leben umkrempeln musst.

Tipp: Fang mit kleinen Änderungen an. Meal Prep kann helfen, unterwegs gesunde Alternativen dabeizuhaben. Viele Restaurants bieten inzwischen gesündere Optionen an – und frische Lebensmittel sind auf lange Sicht oft günstiger, weil du weniger verarbeitete Produkte kaufst.

Fazit: Die Umstellung ist ein Prozess – aber sie lohnt sich

Die größte Herausforderung bei einer Ernährungsumstellung liegt nicht im Wissen, sondern in den Gewohnheiten.

Doch je länger du durchhältst, desto mehr wirst du feststellen:

- Deine Geschmacksnerven verändern sich.
- Dein Körper gewöhnt sich an die neue Ernährung.
- Dein Umfeld akzeptiert es mit der Zeit.

Eine nachhaltige Veränderung passiert nicht über Nacht – sondern Schritt für Schritt. Wenn du dranbleibst, wird es irgendwann ganz natürlich sein. Und dann wirst du vielleicht gar nicht mehr verstehen, warum du jemals etwas anderes gegessen hast.

Teil 3:
DIE PRAXIS

REZEPTE UND ZUBEREITUNG

E ine Ernährungsumstellung kann eine Herausforderung sein – doch das Essen soll nicht komplizierter, sondern einfacher, frischer und natürlicher werden. Die folgenden Rezepte helfen dabei, Rohkost schmackhaft, abwechslungsreich und alltagstauglich zu machen.

Im Gegensatz zu den Jahren vor dem Internet, ist es jetzt sehr viel einfacher Rezepte zu finden (facebook, Instagram) oder Gleichgesinnte (facebook Gruppen oder Blogs). Auch seine Mahlzeiten zu berechnen ist mit Apps (Lifesum, Yazio) viel komfortabler als mit Bleistift und Zettel.

Damit du gleich loslegen kannst, brauchst du zunächst nicht viel: **Ein Messer und eine Orangenpresse** reichen für die ersten Rezepte völlig aus. Später können ein Mixer, eine Saftpresse oder ein Dörrgerät nützlich sein, um noch mehr Abwechslung in die Rohkostküche zu bringen.

EINFACHE REZEPTE FÜR DEN START

Obstsalat – der Klassiker

Ein bunter Obstsalat ist der perfekte Einstieg in die Rohkost. Schnell gemacht, frisch und voller Vitamine!

Zutaten:

2 Kiwis

1 Apfel

1 Orange

1 Banane

5 große oder 10 kleine Erdbeeren

10 Weintrauben

Zubereitung:

Alles in mundgerechte Stücke schneiden, in eine Schüssel geben und vermengen. Optional mit Zitronensaft beträufeln, um die Frische zu erhalten.

Frischer Orangensaft

Nichts schmeckt belebender als frisch gepresster Saft!

Zutaten:

3 Orangen

Zubereitung:

Die Orangen halbieren, auspressen und den Saft sofort genießen.

Dattel-Mandel-Snack

Ein schneller, natürlicher Energielieferant – süß, nussig und sättigend.

Zutaten:

10 getrocknete Datteln (entsteint)

10 Mandelkerne

Zubereitung:

Die Mandelkerne in die Datteln stecken – fertig ist der perfekte Snack für unterwegs.

Rohkost-Reibekuchen

Diese Apfel-Reibekuchen sind ein einfaches, süßes Rohkostgericht.

Zutaten:

2 Äpfel

1 TL Zitronensaft

Zubereitung:

Die Äpfel mit einer groben Reibe raspeln, mit Zitronensaft vermengen und auf einem Teller als kleine „Reibekuchen" anrichten.

Frische Säfte – pure Energie aus Obst und Gemüse

Mit einer guten Saftpresse lassen sich aus frischen Zutaten nährstoffreiche Säfte gewinnen. Bei einer Saftpresse sind die folgenden Eigenschaften wichtig:

- Langsame Verarbeitung, damit nicht so viel Sauerstoff in den Saft gelangt. Sonst ist er nämlich sofort braun. Damit fallen Zentrifugal-Saftpressen weg.

- Ein starker Motor, damit viel Saft aus der Frucht gepresst wird, aber der Saft sich durch den Prozess nicht nennenswert erwärmt.

Beispiele: Angel Juicer oder Kuvings.

Hier sind einige einfache Kombinationen:

Multivitaminsaft

Ein echter Vitamin-Booster!

Zutaten:

5 Äpfel

½ Ananas

2 Birnen

2 Orangen

1 Zitrone

1 Mango

4 Kiwis

Zubereitung:

Alles klein schneiden, nach und nach in die Saftpresse geben.

Apfel-Karotten-Saft

Süß, frisch und voller Antioxidantien.

Zutaten:

300 g Karotten

200 g Äpfel

Zubereitung:

Äpfel entkernen und mit den Karotten entsaften.

Grüner Saft

Perfekt für den Start in den Tag.

Zutaten:

1 Bund Löwenzahn

1 Mango

3 Äpfel

Zubereitung:

Alles in die Saftpresse geben – und genießen.

Smoothies und Rohkost-Süßspeisen

Nun benötigen wir einen starken Mixer. Der 30,- € Mixer meiner Mutter ist leider beim Mixen von gefrorenem Obst zerbrochen.

Beispiel: Vitamix

Roter Obst-Smoothie

Fruchtig und erfrischend.

Zutaten:

1 Apfel

1 Birne

1 Zitrone

2 Bananen

10 Eiswürfel

10 gefrorene Erdbeeren

Zubereitung:

Alle Zutaten in den Mixer geben und für 45–60 Sekunden mixen.

Spinat-Ananas-Smoothie

Grün, frisch und voller Nährstoffe.

Zutaten:

300 g frischer Spinat

½ Ananas

150 ml Wasser

Zubereitung:

Alles im Mixer zu einem cremigen Smoothie verarbeiten.

Pürieren und Mus

Hier eigenen sich besonders Pressen, die mit Walzen arbeiten.

Beispiele: Champion Saftpresse

Bananeneis – der Rohkost-Klassiker

Ganz ohne Zucker, rein aus der Frucht!

Zutaten:

4 reife, gefrorene, Bananen

Zubereitung:

Bananen in Stücke schneiden und 1–2 Tage einfrieren. Danach durch die Saftpresse – fertig ist das cremigste Rohkost-Eis!

Dörrgerichte – Snacks aus der Rohkostküche

Ein Dörrgerät macht Rohkost noch spannender, da es erlaubt, knusprige Leckereien bei schonenden Temperaturen zu trocknen.

Beispiel: Excalibur

Apfelchips

Knusprig und süß – der perfekte Snack.

Zutaten:

5 Äpfel

Zubereitung:

Äpfel entkernen, in dünne Scheiben schneiden und bei 40 °C über Nacht dörren.

Rohkoststollen

Ein süßer Genuss, ganz ohne Backen.

Zutaten:

300 g Mandeln

300 g Datteln

50 g Karotten

100 g Rosinen oder Feigen

100 g Physalis

Zubereitung:

Mandeln, Datteln und Karotten pürieren, mit den restlichen Zutaten vermengen und in Stollenform bringen. 24 Stunden bei 40 °C dörren.

EIN NEUER ANFANG

D amit sind wir am Anfang angekommen – am Anfang eines neuen Lebensstils, in dem Ernährung eine bewusstere Rolle spielt. Doch keine Sorge, es geht nicht darum, alles von heute auf morgen perfekt zu machen. Jeden Tag ein bisschen gesünder zu leben, reicht völlig aus.

Mein Tipp: Starte deine eigene Sammlung an Rezepten. Ob in einem Notizbuch, einer Rezept-App oder einer Kladde – es hilft, deine Lieblingsgerichte festzuhalten und neue Ideen auszuprobieren. Denn für viele bedeutet dieser Weg, wirklich von Null anzufangen.

Vielleicht warst du bisher ein Meister am Grill, jetzt wirst du ein Profi im Umgang mit dem Dörrautomaten. Vielleicht warst du früher eine Meisterin im Backen von Schokotorten, jetzt lernst du, wie du himmlisches Rohkosteis zauberst.

Das mag anfangs nach Arbeit klingen – und ja, eine Umstellung braucht Zeit und Geduld. Aber mit jedem neuen Gericht, mit jeder positiven Erfahrung wird es leichter.

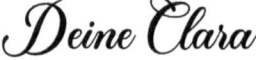

Deine Clara

Wir bleiben in Kontakt:

Facebook: www.facebook.com/clara.auenberg/

Instagram: www.instagram.com/clara.auenberg/

E-Mail: clara.auenberg@mailbox.org

LITERATURVERZEICHNIS

ALT, CAROL: Eating in the raw. A Beginner's Guide to Getting Slimmer, Feeling Healthier, and Looking Younger the Raw-Food Way. New York: Clarkson Potter 2004

BURGER, GUY-CLAUDE: Die Rohkosttherapie. Natur, Genuß, Gesundheit. Die Geheimnisse der Instinctotherapie. München: Wilhelm Heyne Verlag. Überarbeitete Neuausgabe 1997

KOLLATH, PROF. DR. WERNER KOLLATH: Die Ordnung unserer Nahrung. Stuttgart: Hippokrates-Verlag [4]1955

KONZ, FRANZ: Der große Gesundheits-Konz. Heilpflanzen – UrMedizin gegen Krebs, Rheuma, Fettsucht, Allergie, Herz u. a. chronische Leiden. München: Universitas Verlag [9]2009

SCHATALOVA, GALINA: Wir fressen uns zu Tode. Das revolutionäre Konzept einer russischen Ärztin für ein langes Leben bei optimaler Gesundheit. München: Wilhelm Goldmann Verlag [6]2002

SCHNITZER, DR. JOHANN GEORG: Das volle Leben. Über die Lebensqualität in der Zivilisation. St. Georgen/Schwarzwald: Schnitzer Verlag [2]2001

STRUNZ, DR. MED. ULRICH: Forever Young. Das Erfolgsprogramm. München: dtv 2003

WALKER, DR. NORMAN W.: Auch Sie können wieder jünger werden. München: Wilhelm Goldmann Verlag [9]2002

WEISS, THOMAS: Krank im Schlaraffenland. Wie wirkt die Ernährung auf unsere Gesundheit? München: Kösel-Verlag GmbH & Co. 1994

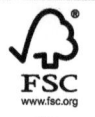